xron.

RÉPONSE

A M. DE MONTÈGRE,

QUI, INCONSIDÉRÉMENT, A PUBLIÉ DANS LA GAZETTE DE SANTÉ DONT IL SE DIT LE RÉDACTEUR, QUE LE CONCOURS PROPOSÉ SUR LA TRACHÉOTOMIE

DANS LE TRAITEMENT DU CROUP,

SEROIT PLUS PROPRE A FAIRE DU MAL QUE DU BIEN.

PAR J. CH. FEL. CARON,

MEMBRE DU COLLÉGE DE LA CI-DEVANT ACADÉMIE ROYALE DE CHIRURGIE, ET CHIRURGIEN EN CHEF DE L'HÔPITAL COCHIN, FONDATEUR DU PRIX.

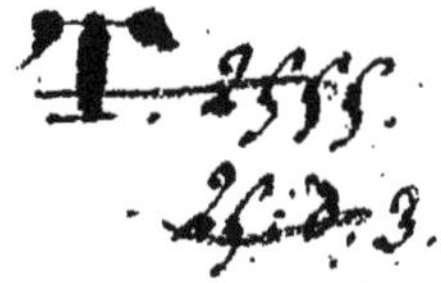

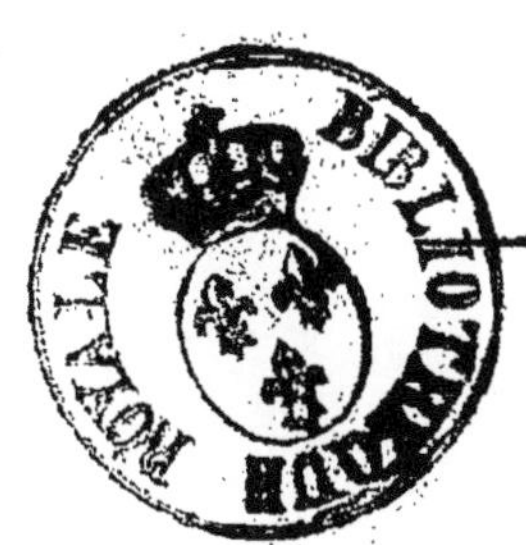

PARIS,

DE L'IMPRIMERIE DE PILLET,

RUE CHRISTINE, N° 5.

1812.

RÉPONSE

A M. DE MONTÊGRE.

M. Marie de Saint-Ursin, propriétaire et rédacteur de la *Gazette de Santé*, étoit un antagoniste outré de la trachéotomie dans le traitement du Croup ; aussi il n'est pas de moyens qu'il n'ait employés pour la dépriser. Cependant il n'a pas osé attaquer ouvertement ma doctrine sur laquelle j'appuie l'efficacité de cette opération. Comme il s'apercevoit que je ripostois d'une manière assez énergique à toutes ses objections par des lettres véridiques que je lui adressois, et dans lesquelles, tout en le priant de les insérer dans sa Gazette, je lui reprochois néanmoins son inexpérience dans l'art chirurgical, je n'ai pu obtenir que l'insertion d'une seule, insertion qui a été précédée d'un avertissement dans lequel il me disoit que ce seroit la dernière, parce qu'il étoit forcé de cesser cette correspondance, qui pourroit déplaire à ses abonnés.

Pour ne point avouer une défaite entière, il publia dans sa Gazette une lettre qu'il dit venir d'un médecin *émérite à longue expérience*, dans laquelle un homme de paille, sans doute, invente et décrit des procédés effrayans, par lesquels il assure que dans cette opération il faut couper en travers la partie antérieure du cou, ce qui ne pouvoit se faire sans causer des accidens graves qu'il exagéroit encore, afin de révolter ses lecteurs contre la bénigne opération que je propose. Ces vérités se trouvent confirmées dans les Gazettes des mois de janvier, février, 1812.

Lorsque je vis que cette Gazette avoit changé de propriétaire, je crus que je trouverois dans le successeur que je ne connoissois nullement, un homme instruit et assez humain pour n'employer sa plume qu'avec l'intention de propager la science et de secourir l'humanité souffrante ; je me flattois que, relativement au Croup, il n'oublieroit pas cette précieuse réponse *Faxit Deus*, que son prédécesseur fit à ses abonnés, qui, après avoir éprouvé sans succès tous les remèdes connus de la médecine, et particulièrement encore ceux qui sont vantés à outrance dans les deux mémoires couronnés, lui en demandoient de meilleurs, qui du moins pussent leur laisser concevoir l'espoir du succès; je m'étois formé une si bonne idée du nouveau rédacteur de la Gazette, que je n'hésitai pas de l'engager à annoncer mon programme. J'étois bien loin de penser qu'il auroit la perfidie de dire, et sans alléguer aucune raison : *Mais cette générosité n'est-elle pas déplacée, et ce zèle est-il bien éclairé?* Je croyois encore moins qu'il y ajouteroit : *Il pourroit bien se faire que M. Caron se trompât, et qu'avec la meilleure intention du monde, son concours ne fût propre qu'à faire du mal.* J'ai répondu à cette attaque inopinée, par la lettre ci-jointe que je le suppliois d'insérer dans sa Gazette.

MONSIEUR,

LES réflexions que vous avez ajoutées à l'annonce de mon Programme, me paroissant de nature à dépriser les sentimens d'humanité qui m'ont porté à proposer un prix en faveur des croupalisés, me forcent à vous prier de croire que je n'ai eu d'autre intention que celle de concourir au bonheur de mes concitoyens. Pour y parvenir, j'ai cru qu'il falloit que je cherchasse les moyens de convaincre, par des faits nouveaux et bien circonstanciés, des avantages réels que, suivant mes connoissances acquises, la trachéotomie pouvoit procurer dans le traitement du Croup. Mais afin de faire voir que je ne tiens à mon opinion qu'autant qu'elle sera bien et duement confirmée par le fait, j'ai annoncé que le prix appartiendroit à celui qui démontreroit, par des observations bien détaillées, les dangers qu'il y auroit à encourir, en employant cette opération. Je ne vois pas comment une proposition de cette nature seroit *déplacée*, et encore moins à qui elle pourroit déplaire. Vous ajoutez : *ce zèle est-il bien éclairé?* Si vous aviez lu mes ouvrages, vous y auriez vu que je démontre d'une manière péremptoire que la pusillanimité, l'ignorance et la crainte du blâme sont les seules causes qui ont fait rejeter cette opération; vous auriez encore vu que je cite plusieurs praticiens célèbres qui, par leur savoir, leurs raisonnemens, ou en donnant des preuves de ses succès, ont vanté la trachéotomie dans le cas de l'angine suffocante, qui ne peut être que la maladie désignée aujourd'hui sous le nom de Croup. Indubitablement vous n'auriez jeté aucun doute sur mon zèle.

Vous m'opposez bien l'autorité d'un grand nombre de médecins qui, en France, en Allemagne, en Angleterre et aux Etats-Unis, se sont occupés de la maladie du Croup, et parmi lesquels vous placez pompeusement la Commission chargée de l'examen des travaux sur le Croup. Vous dites bien que *le plus grand nombre de ces médecins est d'un avis tout-à-fait opposé au mien, et que les modernes regardent la trachéotomie comme n'étant applicable que dans un très-petit nombre de cas, où le succès en est encore des plus éventuels*; mais vous ne nous donnez aucune preuve palpable que ces grands et nombreux personnages aient parlé d'après le résultat d'opérations qu'ils auroient faites eux-mêmes, ou qu'ils auroient vu faire, de sorte que tous leurs raisonnemens ne peuvent entrer en comparaison avec les faits avérés et décisifs que je cite. N'aurois-je à vous montrer que l'observation rapportée dans les Instituts de médecine de *Borsiéri*, elle seroit plus que suffisante pour justifier la grande nécessité du concours sur cet important objet. Alors il est donc évident que le concours ne peut pas faire de *mal*, c'est-à-dire que la trachéotomie que j'invite à expérimenter, n'en fera jamais autant qu'en a déjà fait la poudre d'alun calciné, soufflée dans le conduit aérien, qu'en a fait l'ammoniaque vanté à outrance par votre prédécesseur, qui l'a porté en nature et à plusieurs reprises dans le fond de la gorge, où ce caustique a causé un feu, une douleur cuisante que l'on n'a pu éteindre qu'avec de l'eau à la glace.

Si je ne craignois pas d'ennuyer, je passerois en revue tous les moyens pernicieux vantés dans un mémoire qui a concouru pour le prix, mémoire que son auteur vient de rendre public et dont vous avez fait un grand éloge dans votre Gazette.

Avant que la Commission invitât à expérimenter le sulfure de potasse, j'en avois déjà dit assez sur le danger de son emploi. Déjà il étoit jugé et bien jugé dans Paris comme étant un moyen pernicieux qu'il falloit proscrire.

Enfin, vous semblez me blâmer de ce que je recommande de ne faire consister le traitement du Croup que dans l'emploi de l'ammoniaque et de la trachéotomie., et vous regardez ces deux moyens comme insuffisans. Quoique la chimie prouve la vertu liquéfiante de l'ammoniaque sur le mucus trachéal ; quoique M. *Rechou* rapporte dans le Journal de médecine deux cures opérées par ce moyen ; quoique *Desessarts* dise que M. *Sédillot* en a obtenu du succès; quoique je l'aie employé avec avantage chez un enfant qui me paroissoit avoir tous les symptômes du Croup ; néanmoins, ces observations ne me parurent pas suffisantes : aussi ai-je cru qu'il étoit prudent de demander des observations nouvelles.

Si je borne le traitement du Croup à ces deux moyens, c'est que si j'en avois ajouté d'autres, qui, quoique j'en aie démontré la futilité, ont encore des partisans parmi les auteurs modernes, cette association auroit pu devenir cause de grandes discussions, en ôtant la faculté de connoître décisivement la vraie valeur du moyen employé.

Quant à la trachéotomie, je ne connois pas encore d'observations qui puissent m'empêcher de la regarder comme un spécifique, *commentum divinum*, dans la maladie du Croup essentiel; et je ne peux encore qu'applaudir à la ferme opinion de *Casserius*.

Cet homme d'un génie aussi instruit que profond, n'a pas craint de blâmer ceux qui rejettent la trachéotomie dans le cas de l'esquinancie suffoquante, ou s'abstiennent de la faire ; il ne les ménage aucunement, car il dit d'eux, *pro inhumanis, inexpertis, formidolosis, crudelibus, imo tanquam pro homicidis habendi.*

J'ai la ferme espérance qu'en faveur des croupalisés,

vous aurez la complaisance d'insérer cette réponse dans une de vos plus prochaines Gazettes.

J'ai l'honneur d'être, etc.

M. de Montègre, en place de cette lettre qu'il nomme un plaidoyer, dont ses lecteurs, suivant lui, n'ont que faire, parle de mon *Traité du Croup* qu'il dit avoir lu, et c'est une espèce de diatribe qu'il imprime et qui décèle un homme sans moyens, puisque pour soutenir son opinion, il est forcé d'avoir recours à un insignifiant rapport de la Commission du Croup, où il est dit : *Ce que l'ouvrage de M. Caron offre de plus remarquable, c'est la persévérance de son auteur à vouloir que la trachéotomie soit toujours le remède unique et infaillible du Croup, tandis que presque tous les praticiens qui ont écrit sur cette matière, énoncent hautement une opinion contraire, et appuient cette opinion sur les raisons les plus fortes et les plus persuasives.* Aussi voit-on le pauvre Gazetier, qui n'a d'autres autorités à citer que ce rapport, s'en extasier, en disant : *Nous n'avions nulle intention de déprimer les sentimens d'humanité qui ont dirigé sa conduite, mais nous n'en conserverons pas moins notre opinion que ce concours, s'il avoit lieu, seroit plus propre à faire du mal que du bien, et nous nous fon-*

dons sur les raisons que nous avons déjà énoncées. Où sont-elles, ces raisons ? on ne les voit déduites nulle part !!!

Quoique M. le rédacteur me fournisse beaucoup d'occasions de riposter à ses sottises par des vérités plus positives, mieux méritées et mieux dites, je n'ai intention de m'en servir que quand je ne pourrai pas mieux faire. Si cela m'arrive, j'en demande pardon à mes lecteurs ; mon sentiment est de répondre à chaque agression par des réflexions propres à éclairer sur les avantages de la trachéotomie. Si M. le rédacteur avoit lu mon *Traité du Croup* avec toute l'attention que mérite la doctrine que j'établis sur cette matière, il auroit vu la bonté de la théorie sur laquelle je base le moyen curatif ; il auroit vu tout le droit qu'elle me donne aujourd'hui de soutenir l'importance du moyen ; il auroit vu combien s'augmentent la vertu, la force de ce droit, par l'autorité d'un grand nombre de praticiens célèbres qui vantent la trachéotomie pour l'avoir faite ou pour l'avoir vu faire. J'ai eu grand soin de les signaler dans mon *Traité.* Ces praticiens sont *Asclépiade,* qui mourut l'an 96 avant *Jésus-Christ,* et à qui on accorde l'honneur de l'invention de cette opération dans le cas de maladies suffocantes meurtrières ;

Galien, *Paul d'Egine* ou *Eginette*, *Tolet*, *Oribase*, *Albucasis*, *Gui de Chauliac*, *Freind* *Fabrice d'Aquapendente*, *Casserius*, *Habicot*, *Frédéric Monavius*, *Scultet*, *Marc Aurèle Severin*, *Moreau René*, *Cæsalpin*, *de Lavauguion*, *Purmann*, *Muys*, *Dekkers*, *Blanchard*, *Smalsius*, *Corneille Solingen*, *Sanctorius*, *Pauli*, *Verduc*, *Binard*, *Virgili* *Garangeot*, *Junkers*, *Lazarre Meyssonnier*, *George Martin*, *Beauchot*, enfin *Louis*.

Est-ce que le témoignage irréfragable de ces auteurs ne vaut pas des milliards de fois mieux que celui de tous ceux dont parle la Commission, mais qu'elle ne nomme pas? Qui ne sait pas que ces nouveaux docteurs ne peuvent avoir que des opinions conjecturales sur une opération qu'ils n'ont pas faite, ou qu'ils n'ont jamais vu faire, et dont ils ne peuvent parler que par des ouï-dire? D'ailleurs la plupart de ces nouveaux docteurs ne connoissent que très-superficiellement l'anatomie du conduit aérien; beaucoup même ne savent pas positivement le lieu où il repose. J'ai démontré dans mon *Traité* que *Bichat*, qui a écrit sur l'anatomie, ne donnoit pas une description satisfaisante du conduit aérien et de ses usages; enfin, il y a des docteurs de la nouvelle réception qui font les entendus en chirurgie, quoiqu'ils ne sachent pas manier, comme il convient, un instrument, et encore moins comment il faut s'y prendre pour faire une saignée.

La citation que je viens de faire de tous ces célèbres praticiens, qui, par le fait ou par de fortes raisons que depuis *Asclépiade* chaque siècle a fortifiées, pourroit me suffire pour donner l'assurance que j'ai détruit, de fond en comble, le chétif rapport de la Commission du Croup sur ma persévérance ; cependant je sens le besoin de parler des foibles argumens dont les auteurs cités au rapport se servent pour proscrire la trachéotomie; je me contenterai de dire, pour le moment, que je crois les avoir assez puissamment combattus dans mon *Traité du Croup*, par des faits et des raisonnemens contradictoires et très-certains que j'y ai répandus suivant les circonstances.

Quant aux trois observations citées dans le n° 27, que la Commission trouve propres à augmenter la force des argumens cités, personne ne sera de son avis, quand on voudra réfléchir que les trois opérations ont été faites trop tard, *in extremis*, puisque deux des enfans sont morts sous le couteau du praticien : aussi ces observations ne peuvent-elles servir que pour démontrer et blâmer en même tems la témérité du praticien qui a osé opérer un enfant qui devoit périr dans l'opération même, et un autre qui, avant que l'opération soit terminée, éprouve des convulsions et expire dans les bras de l'opérateur. Peut-on se permettre de prononcer contre la trachéotomie, quand on ne peut citer que des observations inconséquentes, qu'un jugement sain en l'art de guérir réprouvera toujours? Si on croit que ces tristes événemens peuvent dépendre de l'opération, pourquoi ne pas articuler les accidens qui peuvent les causer? Ne seroit-ce pas rendre un grand service, puisque d'une part il mettroit en garde contre la séduction, et de l'autre il forceroit les trop crédules à se rendre à l'évidence, et à abandonner un moyen dont l'inefficacité seroit authentiquement démontrée?

Je demande à M. de Montègre pourquoi, depuis quatre ans que mon *Traité du Croup* paroît, il a attendu jusqu'aujourd'hui à se montrer un si zélé antagoniste, et pourquoi, dès ce tems-là, il ne m'a pas dit franchement ce que mon *Traité* avoit de défectueux, et en quoi peut pécher une doctrine qui a pour base fondamentale et certaine la réplétion du conduit aérien, sur laquelle sont appuyés les avantages réels que promet la trachéotomie dans cette circonstance du Croup, affection qui a ses signes caractéristiques et propres qui la font distinguer des autres maladies à symptômes suffocatifs? Quels services il m'auroit rendus, puisqu'il m'auroit fourni l'occasion de le prier de me faire connoître en quoi cette opération peut nuire en cas d'erreur, je veux dire en cas que le praticien se fût trompé en prenant pour le Croup une maladie dans laquelle le conduit aérien n'auroit contenu aucune matière à extraire, et dont le foyer de cette maladie ou le siége se seroit trouvé être dans les poumons! Enfin, si Monsieur le Gazetier veut passer pour un homme conséquent, qui ne doit rien avancer qu'il ne soit en état de prouver, il doit, pour son honneur, nous dire ici quel mal peut faire le concours que je propose. S'il ne répond pas à cette espèce de sommation, c'est alors que je serai en droit de le serrer de près, et de lui faire avouer qu'il y a grande turpitude dans sa conduite. Quels autres reproches ne seroit-on pas encore en droit de lui faire? car il devient un grand coupable envers l'humanité souffrante, et les croupalisés qui demandent avec urgence un moyen de les sauver.

Puisque M. le propriétaire de la Gazette de Santé parle si pertinemment des lettres sur lettres que j'ai adressées à la Commission du Croup, je le prie de m'apprendre si les formalités puériles dont on me reproche l'omission, sont les vrais motifs qui ont déterminé cette Commission à me traiter avec tant de rigueur, et s'il n'y auroit pas là quelque rancune tenante, dépendant des démarches que j'ai faites auprès du Corps-Législatif, dans le tems où les tout-puissans *Fourcroy* et *Thouret* ne négligeoient aucun moyen pour s'emparer des écoles de chirurgie, et opérer la réunion de l'art certain de la chirurge à la science conjecturale de la médecine ? Malheureusement il est resté de mes démarches des traces indélébiles ; car, à leur sujet, j'ai composé plusieurs ouvrages que j'ai répandus autant qu'il m'a été possible. Il y a de moi une brochure faite en 1802, ayant pour titre : *la Chirurgie peut-elle retirer quelques avantages de sa réunion à la Médecine ? Cette réunion fournira-t-elle des Médecins assez instruits en chirurgie pour secourir l'humanité souffrante ?* En 1804, j'ai publié des réflexions sur l'exercice de la médecine, ayant pour épigraphe : *Pejora video, meliora sequor.* Inconsidérément, je les ai fait précéder d'une lettre au directeur des écoles; elle a, sans doute, déplu, puisque plusieurs m'ont dit, en forme de reproche, que je n'étois pas assez familier avec M. *Thouret,* pour que je prisse tant de liberté. J'ai répondu que je ne trouvois pas assez de distance entre moi qui ai été élu, deux fois de suite, à l'unanimité des suffrages, directeur des collége et hospice de chirurgie de Paris, et M. *Thouret* qui s'est trouvé là par circonstance, pour que je ne pusse pas lui écrire, sans façon, d'égal à égal. Cette réponse lui a été rapportée; *inde mali labes.* Enfin, j'ai composé sur l'enseignement et l'exercice de l'art de guérir, un Projet de réglement qui est à la seconde édition. Entr'autres choses qui méritent l'attention du gouvernement, j'y propose un mode d'éducation qui, s'il étoit suivi, formeroit, pour toute la France, des hommes instruits et bien capables d'exercer l'art : il consiste à établir, au centre de cinq à six départemens, dans l'hôpital le mieux organisé, une école clinique où se rendroient les étudians de chaque département pour y recevoir les leçons de théorie et de pratique que leur donneroient le médecin, le chirurgien et le pharmacien chefs de ces hôpitaux.

D'après le rapport de la Commission, ne

pourrois-je pas dire qu'elle a poussé la vindicte trop loin, tant au détriment de la science qu'à celui des croupalisés, quand je considère que pour m'ôter toute faculté de me récrier davantage contre son injuste décision, elle a rejeté quatre mémoires, par la seule raison qu'ils étoient écrits ou en anglais, ou en italien, ou en allemand? Seroient-ils supérieurs aux deux mémoires couronnés, contiendroient-ils le vrai moyen de guérir le Croup, ils n'en ont pas moins été rejetés. Ce qu'il y a cependant de bien consolant dans cette affaire, c'est qu'on voit clairement que la Commission est en contradiction avec elle-même; en effet, pourquoi dit-elle *qu'elle en a fait faire des extraits très-étendus, et que tout ce qu'elle y trouvera d'important et d'utile sera mis à profit?* Quelle inconséquence !!!

Comme M. le rédacteur veut, à toute force, soutenir que mon *Traité du Croup* n'a *rien de remarquable que la persévérance*, etc., je le prie de me dire franchement si, en conscience, il est bien convaincu que la Commission ait bien jugé mon ouvrage, en ne parlant que du procédé curatif que je propose; si la théorie sur laquelle repose ce procédé, n'auroit pas dû devenir le principal objet d'une discussion ; si l'analyse de ma théorie n'auroit pas dû précéder celle des deux mémoires couronnés : car cette théorie contredit, dans tous ses points, celle de ces deux mémoires ; elle met dans la plus grande évidence que tous les moyens médicaux, que les auteurs de ces deux mémoires conseillent encore, quelque méthodique que fût leur emploi, ne conviennent aucunement dans la maladie du Croup essentiel, qui n'offre que deux indications à remplir, celle d'extraire le mucus amassé dans la trachée-artère par le moyen de la trachéotomie, ou celle de lui donner la fluidité convenable, afin que le malade puisse l'expectorer.

Ce n'est point encore le moment d'entamer une discussion relative à la supériorité de deux mémoires couronnés, et aux avantages que l'on peut en retirer pour le traitement du Croup. Pour bien juger cette supériorité, il faudroit entrer dans de grands détails qui ne peuvent avoir de certitude qu'autant que ces deux mémoires seront imprimés et rendus publics, puisque, d'après le rapport de la Commission, leur théorie ainsi que leur pratique sont fondées sur un grand nombre d'observations dont les détails, suivant ce que j'en préjuge d'avance, ont besoin d'être scrupuleusement méditésv, pour que l'on puisse s'assurer si ces observations répondent au vrai caractère du Croup. En attendant ce moment qui se fait trop attendre, je crois pouvoir anticiper un peu sur le jugement à en porter, et dire qu'on peut fortement soupçonner ces deux mémoires d'incompétence; je m'y crois fondé sur une réflexion que la Commission émet dans le résumé comparatif de ces deux mémoires; la voici : *Le n° 27 ne voyant partout que le Croup inflammatoire, prescrit toujours la saignée, qui fait la base de son traitement; le n° 82 joignant la description du Croup adinamique à celle du Croup inflammatoire, coordonne son traitement à chacune de ces deux modifications essentielles, place le vomitif avant la saignée*, ce qui fait tirer à la Commission cette conséquence, *que la contradiction que présentent ces deux méthodes doit être attribuée à l'influence du climat* qu'habitent les deux auteurs. La Commission confirme encore cette opinion par l'analyse qu'elle fait du mémoire enregistré sous le n° 70, page 153; elle y dit formellement : *Ce mémoire a beaucoup d'analogie avec le mémoire enregistré sous le n° 27, et son auteur paroît habiter le même climat que ce dernier*, etc.

De cette double assertion, je crois pouvoir

hardiment conclure qu'il peut y avoir autant d'espèces de Croups qu'il y a de climats différens dans le continent, et de-là conclure encore qu'il n'est pas possible de regarder ces deux mémoires comme des modèles à suivre par-tout. On sera d'autant plus aisément poussé à embrasser ce sentiment, que *la Commission ne prétend pas adopter toutes leurs opinions, et encore moins se rendre garant de leur méthode de traitement ; elle livre les uns à la discussion des hommes éclairés, et elle soumet les autres à l'épreuve plus redoutable, mais plus sûre, de l'observation et de l'expérience.* Le prix n'auroit donc dû être décerné qu'après avoir fait subir aux deux mémoires cette double épreuve.

Le concours n'ayant encore apporté au traitement du Croup aucun amendement dont on puisse se glorifier, qui peut douter que nous ne soyons pas encore réduits aujourd'hui au même état où nous étions il y a quatre ans, et que nous ne possédions aucun moyen capable d'améliorer le sort des croupalisés ? Aussi, malgré tout ce que la Commission a pu dire et faire pour infirmer la trachéotomie et la faire rejeter du traitement du Croup ; malgré ses propres argumens, ceux qu'elle tire des mémoires couronnés, ainsi que *des trois obser-*

vations qui, suivant elle, viennent encore en augmenter la force, je ne trouve les raisons de tous les praticiens qui ont écrit sur cette matière, et sur le compte desquels j'ai déjà émis mon avis, ni assez fortes ni assez persuasives pour diminuer en la moindre chose la ferme espérance que j'ai du succès qu'obtiendront ceux qui, après s'être bien pénétrés du vrai caractère du Croup, voudront expérimenter cette opération. D'ailleurs, tous les moyens médicaux n'ayant nul effet salutaire et certain dans le traitement du Croup, est-ce que, humainement parlant, nous pouvons rester les témoins passifs de la mort de tant d'enfans qui vont continuer à être exposés aux attaques de cette meurtrière maladie, quand nous avons la trachéotomie qui promet un avantage si réel? Pourquoi, au lieu de critiquer, sans motifs, cette opération, les médecins ne se réuniroient-ils pas pour demander l'exécution du concours que je propose? Je n'ai d'autre ambition que celle d'être utile à mes concitoyens; sous telle forme que l'on envisage ma conduite, elle est pure, et ma générosité ne peut être plus à propos placée. Il n'y a qu'un homme pervers, oui, très-pervers (M. le rédacteur), qui puisse douter que mon zèle ne soit bien éclairé.

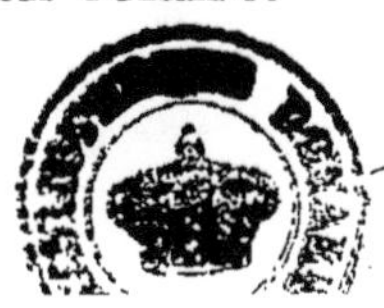

Cette importante et très-utile digression m'ayant empêché de répondre de suite aux indécens reproches que me fait M. le rédacteur de la *Gazette de Santé*, je vais me restreindre à ne dire qu'un mot sur mes démarches relatives au grand concours pour le grand prix. En parlant des *lettres sur lettres* que j'ai écrites à la Commission, au Ministre de l'intérieur, enfin à l'Empereur, le rédacteur ajoute enfin, *à nous !!!!* Heureusement que ce pauvre d'esprit y met ce correctif (*belle chute !*), car sans cela, qui ne seroit pas indigné de voir qu'un simple médecin du dixième arrondissement ose aborder un semblable parallèle? Je déclare donc, et j'en fais le serment, que je n'ai jamais pensé à écrire à l'ancien rédacteur de la *Gazette de Santé*, que pour lui reprocher son inexpérience dans l'art chirurgical; et que si j'ai eu dernièrement la démangeaison d'écrire au nouveau rédacteur-propriétaire, je n'avois d'autre intention que celle de le prier d'annoncer purement et simplement mon programme. Cette Gazette est si méprisable et si méprisée, que je ne me suis abaissé jusque-là qu'à cause de ses abonnés. J'ai prouvé le peu de confiance que j'avois en cette Gazette, dans la réponse courte et simple que je fis dans le Journal de Médecine, de

Chirurgie, de Pharmacie, avril 1811, à un auteur anonyme qui, dans un rapport qu'il fit de mon *Traité*, se servit de ce ton méprisant pour me dire : *Jusque dans la Gazette de Santé*, on a parlé de vos ouvrages ; aussi, dans mes réponses, me suis-je cru obligé de lui dire avec franchise : *J'avoue que je n'ai pas pensé à l'en prier, c'est bien volontairement que le directeur en a fait mention.*

J'avance dans mes ouvrages que la trachéotomie ne s'accompagne d'aucun danger. M. de Montègre, pour me prouver que ma proposition est fausse, rapporte que *deux des plus grands chirurgiens de leur tems, Ferrand* et *Dessault, bien au-dessus de Ferrand*, dit le nouveau rédacteur, *ayant commencé cette opération, ont été si effrayés de l'abondante hémorragie* à laquelle elle a donné lieu, qu'ils ont laissé périr leurs malades. Si M. le rédacteur de la Gazette se fût instruit par une lecture attentive et réfléchie de mon *Traité*, il auroit su que je ne rapporte ces faits que pour faire connoître aux praticiens l'accident, afin que si dans leur pratique ils le rencontrent, cet accident ne les empêche pas de terminer l'opération ; car, dès qu'elle est achevée, le cours ordinaire du sang ne tarde pas à se rétablir, et l'hémorragie cesse aussitôt.

Si le rédacteur a lu mon *Traité du Croup*, rien n'empêche de dire que c'est par pure méchanceté qu'il avance que *Ferrand* a laissé périr l'enfant, faute d'avoir osé terminer l'opération; on trouvera aux pages 85 et 86 de mon *Traité*, que ce sont les parens qui, effrayés, et croyant leur enfant égorgé, n'ont pas voulu la laisser finir, et ont forcé *Ferrand* à se retirer. Je donne la preuve convaincante qu'il avoit dessein de terminer l'opération à laquelle il ne trouvoit pas de difficulté, et qu'il regardoit comme un moyen sûr d'arrêter l'hémorragie, par la conduite qu'il fit tenir à *l'Héritier*, alors son élève : il enjoignit à celui-ci de ne point perdre de vue l'enfant, et *l'Héritier*, à force de sollicitations auprès des parens, parvint à la terminer, mais trop tard ; car l'enfant, trop épuisé par la perte du sang, ne survécut que trois à quatre heures.

On ne peut pas en dire autant de la conduite de *Dessault*. C'est en raisonnant sur de faux principes que *Bichat* dit que *Dessault* a laissé périr l'enfant; voici ce faux raisonnement: *Si on avoit*, dit *Bichat*, *poursuivi l'opération, le sang tombé dans les voies aériennes auroit suffoqué plus vîte le malade.* Cependant si *Bichat* eût été aussi savant en chirurgie que l'enthousiasme de ce tems le publioit, il auroit su qu'en suivant l'exemple de *Virgili*, on auroit sauvé l'enfant; car il s'agissoit tout bonnement de terminer l'opération, comme *Virgili* l'a fait; et si le sang eût menacé de tomber dans les voies aériennes, de l'en empêcher, en mettant le malade en situation comme ce célèbre praticien l'a fait. D'ailleurs le succès de l'opération que j'ai faite et que j'ai citée à la première page de mon *Traité*, n'en est-il pas une preuve bien convaincante? J'ai eu à combattre une semblable hémorragie qui ne m'a pas effrayé; l'opération fut à peine terminée, que l'hémorragie cessa. D'ailleurs si *Bichat* eût su la chirurgie, il n'auroit pas ignoré qu'elle a des moyens convenables et certains d'arrêter des hémorragies bien plus graves. J'en parle dans mon *Traité du Croup*.

Qu'on dise, d'après cet exposé, *Dessault* supérieur à *Ferrand*. Quelle différence cependant n'y a-t-il pas entre l'un et l'autre? *Ferrand* étoit modeste, quoique possédant de très-grands talens qu'il avoit acquis par de bonnes études préliminaires, et en fréquentant pour la chirurgie les grands maîtres, tels que *Morand*, *Sabatier*, *Louis*, etc. *Dessault*, au contraire, n'avoit point fait d'étude, il ne voulut suivre les conseils de personne, il fit tout par lui-même; enfin, ne doutant de rien, son amour pour le merveilleux et les grands coups d'éclat, lui firent faire des opérations hardies dont on parloit même bien avant lui dans les ouvrages de chirurgie, mais que l'on n'osoit entreprendre à cause des grands dangers qui pourroient s'en suivre : aussi l'expérience a-t-elle plusieurs fois confirmé les craintes qu'on en avoit conçues ; plusieurs fois j'ai vu *Dessault* en être blâmé. Alors qui ne sera pas étonné des éloges que l'enthousiasme du merveilleux prodiguoit à l'un, tandis qu'on ne disoit rien de l'autre, qui par modestie se contentoit de suivre les conseils et les exemples des grands maîtres qui avoient concouru à faire son éducation chirurgicale ?

Si M. de Montègre, qui dit connoître mes ouvrages *ad unguem*, eût voulu méditer sur les causes qui m'ont forcé à prendre *un ton avec autant de savans recommandables, surtout avec ceux que, suivant lui, les travaux recommandent encore à l'estime de leurs contemporains* (1), il se seroit épargné une facheuse impression qui pourroit nuire beaucoup à l'extrême sensibilité dont il paroît doué; car il auroit trouvé de quoi se convaincre que

(1) Le nombre de ces savans se réduit à deux ou trois au plus.

le tort n'est pas de mon côté, puisque les motifs en sont détaillés dans mes ouvrages. Pour ma grande satisfaction, je crois qu'il suffira de rappeler ici la cause du différend qui a existé entre M. *Chaussier* et moi.

Lorsque mon *Traité du Croup* parut, et que M. *Chaussier*, dont on connoît la sage prévoyance de semer partout *ab hoc* et *ab hac* le seul aperçu d'idées qui pourroient devenir avantageuses, dans l'espoir de les revendiquer quand les circonstances lui seroient propices, vit que j'avois lavé la trachéotomie de toutes les inculpations fausses dont *Bichat* l'avoit injustement chargée, et que j'en avois fait une opération facile à faire, très-bénigne, et exempte de dangers, M. *Chaussier* a fait tout ce qu'il a pu pour revendiquer à son profit l'autorité d'une opinion conjecturale qu'il avoit ensevelie vive depuis long-tems dans la pyrétologie de *Selle* traduite par M. *Nauche*, ouvrage que personne ne lit. Son camarade d'étude en la célèbre université de Besançon, son intime ami M. *Tourlet*, en rendant compte, dans le Moniteur, de mon *Traité*, dit que la doctrine que j'établis sur la maladie du Croup est simple et facile à comprendre; mais bientôt il ajoute que l'invention de l'application de la trachéotomie au Croup, appartient à M. *Chaus-*

sier; il en revendique l'antériorité en faveur de ce professeur, en faisant un étalage pompeux de son génie inventif. *Le Courrier de l'Europe*, 11 mars 1808, renchérit de beaucoup, et pour mieux servir celui qui lui dictoit en quelque sorte l'article, il crut qu'il étoit à propos de tronquer la moitié du titre de mon *Traité :* aussi l'annonce de l'ouvrage devint-elle inintelligible. Je vis heureusement le coup que M. *Chaussier* me faisoit porter ; aussi ai-je répondu dans le tems comme il convenoit, et sans mon *Examen des faits et observations*, etc., qui a peut-être prouvé la différence qui existoit entre M. *Chaussier* et moi sur la connoissance exacte de la maladie du Croup, M. *Chaussier* auroit peut-être eu les honneurs du prix, qui, il y a lieu de le croire, lui étoit déjà destiné comme étant un des professeurs des écoles.

J'en ai dit assez de *Bichat* pour convaincre qu'il a trop et trop tôt écrit sur la chirurgie ; que les *OEuvres de Dessault* qu'il a rédigées et publiées, contiennent des erreurs trop grossières pour qu'on puisse les laisser entre les mains des étudians, sans les exposer à commettre de grandes fautes. Au sujet de la comparaison que le rédacteur de la Gazette établit entre *Bichat* et moi, elle cloche de toutes les manières. A l'exception des productions savantes mais systématiques que chaque siècle voit naître et disparoître, on ne peut citer que les *OEuvres de Dessault*, qui ne laissent pas que de faire tort à la réputation de *Bichat*, par les erreurs qu'ils contiennent; elles sont si graves, que *Bichat* de lui-même et sans le conseil d'autrui, eût-il vécu cent ans, n'auroit jamais pu les corriger.

En rédigeant ses réflexions méchantes et perfides, et en établissant un parallèle entre *Bichat* mort depuis long-tems, et moi qui existe encore, il sembleroit que M. de Montègre a eu l'intention de faire mon oraison funèbre; mais comme je n'ai pas envie de mourir encore, je le prie dorénavant de ne point se charger de ce soin. Si mon tems me le permettoit, je lui prouverois sans doute que j'ai rendu des services à l'art de guérir, et que j'en ai plus reculé les limites que n'en auroit pu faire *Bichat*, eût-il vécu trois fois plus que moi, si on en juge sur-tout par la très-savantissime composition des *OEuvres chirurgicales de Dessault*, qui auroient eu une meilleure théorie, si ce praticien les eût composées lui-même.

M. le rédacteur a montré tant d'idées fausses

sur l'art de guérir, que l'on peut douter s'il en a reçu l'éducation. Pour en avoir la certitude, je vais prendre la liberté de lui faire des questions qui lui paroîtront peut-être un peu trop sévères; elles ne sont que relatives aux places qu'il commence à exercer, et qui, en effet, ne peuvent l'être que par un homme dont les talens sont connus et approuvés par la loi. Je le prie donc de nous dire quelle est l'école primaire où il a fait, comme on dit, ses études? Quelle est la faculté de médecine en France qui a eu le bonheur de recevoir dans son sein un aussi grand personnage? Pourquoi son nom ne se trouve-t-il pas sur la liste départementale, parmi ceux qui seuls ont le droit d'exercer la médecine dans Paris? Pourquoi ne le voit-on siéger dans aucune des sociétés savantes de Paris? Pourquoi laisse-t-il la calomnie répandre partout qu'il n'a d'autre droit d'exercer l'art de guérir dans Paris, que celui de médecin du dixième arrondissement, que M. Marie-de-Saint-Ursin lui a vendu avec la propriété de la Gazette de Santé? Je le préviens amicalement de tous ces bruits qui pourroient beaucoup entacher sa réputation; et très-amicalement encore, je l'exhorte à faire parade de tous ses titres légaux dans le plus prochain numéro de sa Gazette.

Je vais terminer par faire un compliment de condoléance très-sincère à M. le rédacteur, de ce qu'il a perdu sa très-profonde érudition en voulant prouver que j'en manquois. *Encore un mot*, dit-il; *M. Caron n'est pas, non plus, très-heureux quand il étale de l'érudition.* Est-ce bien un propriétaire-rédacteur de Gazette qui ose avancer hautement, hardiment, et d'un ton ridiculement affirmatif, *qu'il n'y a jamais eu de déesse Angenofa?* Pour ne pas lui donner la peine d'aller feuilleter les auteurs anciens, qui lui affirmeroient que cette déesse Angenofa a bien réellement existé, je le supplie de vouloir bien se donner la peine d'ouvrir le Dictionnaire latin de *Boudot;* il lui fera faire connoissance avec Angenora, déesse que l'on invoquoit, avec ferveur, contre la squinancie. De suite dans ce même ouvrage, qui est entre les mains des plus jeunes et foibles écoliers de l'Université, que notre très-érudit critique et rédacteur ne connoît pas assez, on trouve aussi l'Angérona ou Angeronia, déesse du silence. M. le rédacteur devroit bien l'invoquer! elle lui feroit connoître les dangers qu'il encourt s'il continue d'être un bavard pitoyable, et les avantages qu'il retirera de ne rien avancer qu'il ne sache bien ; en un mot, de savoir se taire à propos.

FIN.

www.ingramcontent.com/pod-product-compliance
Ingram Content Group UK Ltd.
Pitfield, Milton Keynes, MK11 3LW, UK
UKHW020500230726
13925UKWH00005B/2054